AF590133

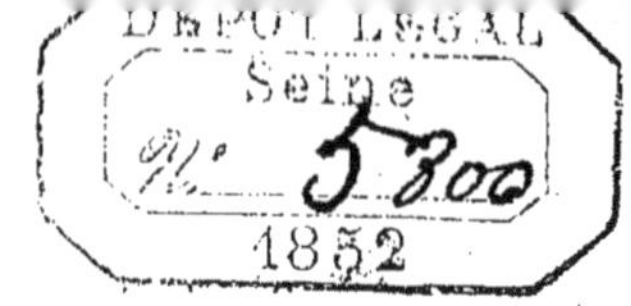

L'ANTI-CHOLÉRIQUE

OU

LE MÉDECIN MALGRÉ LUI

ET

MALGRÉ LA FACULTÉ DE MÉDECINE.

Finis coronat opus.

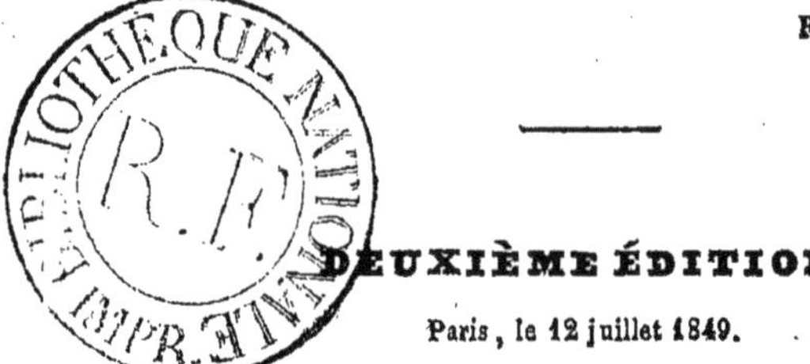

DEUXIÈME ÉDITION.

Paris, le 12 juillet 1849.

Le 26 mars 1832, lors de l'invasion du Choléra-morbus à Paris, pour en arrêter les progrès, il suffisait de résoudre ce point simple et salutaire (1) :

Qu'est-ce que le Choléra, d'où il dépend, quels sont les remèdes qui lui sont propres?

(1) Je m'en suis occupé pendant sept jours et six nuits, sans perdre de temps, à titre seul d'humanité. Mes soins ont été salutaires, par le nombre de cholériques que j'ai sauvés, étant convaincu par moi-même. Je me présentai au bureau d'admission de l'Hôtel-Dieu, pour en faire part et demander la faveur d'être entendu et questionné par des personnes de mérite, et dont les talents pourraient être d'une grande utilité dans un pareil moment, l'on prit note, m'engageant à continuer en attendant la discussion.

Le 12 avril, une saisie de mes papiers fut faite à mon domicile. Dès lors, je m'adressais aux autorités. Cette correspondance, très honorable pour moi,

J'appelle remèdes ceux qui expulsent le mal; autrement, l'entreprendre serait une chimère.

On eût été dans le vrai sur son origine et sur sa nature, prou-

m'encouragea. Voir la dernière lettre * que j'adressai à M. le ministre du commerce et des travaux publics.

Paris, le 17 septembre 1832.

* A MONSIEUR LE MINISTRE DU COMMERCE ET DES TRAVAUX PUBLICS.

MONSIEUR,

Plus d'un mois s'est écoulé depuis que j'ai satisfait à la demande que le vice-président du conseil supérieur de santé M. Hely d'Oissel a bien voulu m'adresser en votre nom pour que j'eusse à vous transmettre la recette du procédé que j'emploie contre le Choléra-morbus, afin de le faire examiner par l'Acad. royale de médecine.

Cette foudroyante maladie fait des progrès si rapides, que le moindre retard dans les secours qu'elle exige, les rendrait infructueux; ses premiers symptômes sont effrayants, et il n'y a pas un moment à perdre pour s'emparer du malade: ainsi je ne dois pas craindre de vous déclarer qu'en attendant le rapport incertain de MM. les membres de la faculté, je me suis mis au-dessus des vaines terreurs que m'avaient occasionnées les poursuites de quelques médecins, et la saisie de mes papiers faite à leur réquisition par M. le commissaire de police de mon quartier, le 22 avril dernier. Dans mon inquiétude irréfléchie, et à partir dudit mois jusqu'au 20 juillet, je m'étais refusé, quoique avec regret, à administrer mon traitement aux nouveaux malades atteints du choléra, auprès desquels j'étais fréquemment appelé; mais enfin, rassuré par ma conscience et par l'esprit de votre lettre ministérielle du 8 août, je n'ai plus balancé pour reprendre le cours de mes visites; qu'il me soit permis de m'en féliciter, puisque mes nouvelles opérations ont été constamment couronnées du plus heureux succès, à l'exception près de celles faites sur quatre individus qui s'écartèrent du régime qu'enjoint ma méthode.

A l'appui de cette déclaration, je joins ici les noms et la demeure des malades que j'ai traités, et qui me doivent leur entière guérison.

MM. les docteurs, mes adversaires, pourront argumenter contre mon procédé, le plus scientifiquement du monde; je me contenterai de leur répondre que le remède qui sauve, vaut mieux que le raisonnement qui tue..... Je n'invoquerai point des ombres; j'en appellerai aux vivants que j'ai soustraits à un danger beaucoup plus réel pour tous ceux qui tombent en d'autres mains que les miennes. Néanmoins, je ne suis pas assez injuste pour ne pas croire aux bonnes intentions de MM. les membres de la faculté de médecine, qui ne cessent de les prouver dans les efforts qu'ils font journellement pour découvrir la source d'un mal terrorifiant, qui semble devoir leur être longtemps inconnue, si l'on en juge par le peu d'analogie de leurs nombreux systèmes. Indulgent à leur égard, je ne réclame de leur dévouement au bien-être général, que de ne pas dédaigner les fruits de mon expérience et d'en profiter. J'offre de les mettre à même de se convaincre des avantages incontestables de ma simple méthode, en traitant par son moyen et sous leurs yeux, tels cholériques qu'il leur plaira de confier à mes soins. Cette proposition doit assez leur prouver toute la confiance que j'ai dans un traitement dont les effets salutaires ne se sont jamais démentis; elle m'est suggérée en outre par la nécessité que l'on m'impose de détruire l'impression défavorable que l'on a répandue dans le public, en disant que mes malades n'avaient pas été réellement atteints du choléra. La preuve contraire me sera facile, puisque j'ai devers moi bon nombre d'ordonnances *ad hoc*, données par des médecins de profession que j'ai remplacés fort heureusement pour les individus considérés par ces mêmes médecins comme cholériques.

J'ai donc l'honneur de vous supplier, Monsieur, dans l'intérêt de l'humanité et non dans mon intérêt particulier, d'ordonner qu'à défaut du rapport que vous avez

vant qu'il ne nous arrive ni de l'Asie ni de la Russie, attendu qu'il se développe chez nous comme les autres maladies. Elles remontent à

Je comparus devant le juge d'instruction le 17 novembre; la sentence et la condamnation** furent prononcées le 19 janvier 1833.

demandé et qui ne serait pas fait immédiatement par la faculté de médecine, ou qui le serait contrairement à l'assurance que je vous donne de l'infaillibilité de mes moyens curatifs, je sois appelé à comparaître devant une commission de votre choix de gens de l'art et de prud'hommes, pour lui soumettre le procédé d'un traitement aussi sûr que facile et peu coûteux (4 francs), pour lui produire en même temps tous les certificats de parfaite guérison qui m'ont été délivrés par les malades à qui j'ai conservé la vie, pour représenter les ordonnances de médecin attestant la nature du mal, et, au besoin, pour entendre la déclaration verbale de ces malades. J'ose me flatter que le résultat de l'enquête que je sollicite avec instance me vaudra votre protection spéciale. LOGET.

** Ah! si l'on avait daigné l'entendre, ce citoyen reconnaissant de l'existence qu'il doit à l'application de ma méthode, le tribunal ne m'eût point condamné; le public, qui ne suppose point qu'une législation soit absurde, cassera, je n'en doute pas, l'arrêt surpris à la religion de mes juges, lorsqu'il reconnaîtra, entre autres, la cure incontestable du cholérique que je vais nommer.

Un jour, je fus prévenu qu'un particulier, subitement atteint de l'épidémie, venait d'être transporté à la préfecture départementale de la Seine, et que la décomposition de ses traits semblait le présage d'une mort imminente. Je jugeai, sur ce rapport, qu'il n'y avait pas un instant à perdre pour lui administrer mon remède, et je courus de suite à la préfecture qui, fort heureusement pour le malade, n'est qu'à deux pas de mon domicile; aidé des assistants, je me hâtai de donner le breuvage souverain, dont le premier effet fit disparaître, en moins de dix minutes, le masque de plomb de ce cholérique qui, bientôt après, recouvra la raison et fut hors de tout danger.

A cette époque, cependant, la saisie de mes papiers avait eu lieu, et j'étais menacé des poursuites les plus sévères, dans le cas où je continuerais d'exercer. Serais-je donc plus coupable encore, pour n'avoir écouté dans cette présente occasion que la voix de ma conscience? On me dirait cent et cent fois, oui! que je n'en croirais rien, et, à coup sûr, M. Ségalas, que le public avait reconnu dès le moment de sa chute, serait de mon avis,

Cet avocat du barreau de Paris a pour frère un médecin que l'on s'était empressé d'aller prévenir du cas presque désespéré du malade; et malgré l'empressement du docteur à remplir le devoir fraternel qui l'appelait en cette circonstance particulière, il n'arriva que pour être témoin du succès le plus complet de la vertu de mon spécifique. Il joignit alors ses éloges et ses remerciements aux témoignages de gratitude que me prodiguaient le public et mon convalescent. Je dois dire que ce dernier n'a point oublié le service que je lui ai rendu. Il m'en a donné la preuve la plus sensible, en comparaissant, sur mon invitation, à l'audience du 19 janvier, pour y attester, au besoin, l'effet merveilleux du remède qu'il reconnait lui avoir rendu la vie. Mais ce fut en vain que je priai M. le président de recevoir sa déclaration; il ne voulut entendre autre chose, si ce n'est qu'ayant exercé la profession de médecin sans diplôme, j'avais encouru l'application des peines remémorées par le ministère public, pour contravention aux art. 25 et 26 de la loi du 21 ventôse an XI.

Je ne cite spécialement cette cure, parmi le grand nombre de celles que j'ai opérées dans le traitement du choléra, que parce qu'elle ne peut être démentie en raison de sa publicité et de la foi que l'on peut ajouter à la déclaration de deux personnages bien connus, jouissant d'une réputation méritée, l'un comme médecin, l'autre comme avocat. L'exposé de ce seul fait suffira, je pense, pour me dispenser d'un

1030 (1). En Europe, les guerres qui, pendant un quart de siècle, ont détruit complétement l'élite de la nation, ne nous laissent qu'une population infirme, et par conséquent prédisposée aux épidémies.

On a constamment, avec des systèmes meurtriers, appauvri pendant un demi-siècle le physique de l'homme, et l'habitude d'une pratique désolante une fois admise comme vraie, chacun oppose à la moindre douleur les moyens destructeurs de la vie en croyant remédier à ses souffrances ; on sent aussi que par cette pratique permanente de destruction l'espèce humaine est entretenue dans une débilité organique profonde qui prédispose à l'épidémie.

Quelque violente que soit cette maladie, elle est moins dangereuse et même moins cruelle qu'on ne le suppose; *beaucoup de gens en guérissent.*

Au moyen du rapport régénérateur du docteur Castellon, toutes craintes eussent disparu comme par enchantement.

Le génie du mal aidant, on a fait, par imagination, du Choléra-morbus un monstre exterminateur sorti des cavernes de l'Inde, moissonnant partout en masse ses victimes.

On s'est empressé de publier en tous lieux le nombre des morts pendant le cours de l'épidémie, à partir d'août 1817 à novembre 1830, montant à 279,394.

A l'époque où l'épidémie faisait le plus de ravages dans la capitale, il était déjà que trop connu du public que ce système de guérison du Choléra, si divergeant entre les plus célèbres médecins, a eu les résultats les plus funestes. On n'a point oublié l'effrayant

(1) Ces maladies ont exercé leurs ravages sous les noms de Peste, Colique de Poitou, Passion iliaque, Discrète bénigne, Confluante bénigne, Confluante maligne, Promenante, Trousse-cotte, Trousse-galant, Carmélite, Cholérine, Choléra-morbus, Choléra-sporadique, Choléra asiatique.

plus longue énumération des succès dont je ne me targue qu'avec une entière conviction de l'efficacité de mon remède, conviction maintenue par l'expérience. Quel est celui d'entre messieurs mes confrères qui oserait, ainsi que moi, attacher au chevet du lit du cholérique qu'il a traité, l'épigraphe mise en tête de cet écrit : *Finis coronat opus !*

Vous, membres de la Faculté, qui m'avez poursuivi avec une sorte de fureur, et qui m'avez institué médecin *malgré vous et malgré moi*, qu'auriez-vous à leur répondre, si j'invoquais les victimes de vos essais malencontreux ? Quoique vous m'ayez jeté le gant, vous vous êtes tenus à l'écart pendant le combat où vous m'avez engagé ; vous avez tant de côtés faibles, que je pourrais sans risques, pousser ma vengeance au-delà de cet écrit ; mais je veux bien la borner à prier le tranchant Saint-Côme de vous ouvrir les yeux. Par ces motifs, et beaucoup d'autres, que je me contente de laisser entrevoir à mes lecteurs, ceux-ci, du moins pourront se prononcer entre mes adversaires et moi, avec connaissance de cause.

concours des voitures surchargées de débris humains, qui, de tous les points de la capitale, se rendaient au Lonchamp funèbre, et menaçaient le spectateur de la journée du lendemain ! ! ! Et, comme si les nombreux témoins des scènes épouvantables de cette époque ne suffisaient pour les attester, le *Moniteur* a pris soin de les reproduire dans son rapport journalier, en y ajoutant un tableau de comparaison qui a fait connaître dans tous les lieux et le nombre des malades atteints du Choléra et celui de ses victimes. Ce rapprochement est le plus sanglant affront que l'on puisse faire à nos modernes Esculapes qui, pendant le règne de l'épidémie, se sont montrés bien au-dessous de leurs prédécesseurs, si cavalièrement tournés en ridicule par le père de notre comédie.

Au moment même où l'état de salubrité se rétablissait sensiblement, la *Gazette de médecine* a donné à connaître qu'un nouveau développement du Choléra subsisterait constamment dans la capitale, et particulièrement dans plusieurs de nos hôpitaux.

On a ensuite interdit tous les moyens curatifs, y compris ceux des médecins, poursuivant avec acharnement devant les tribunaux ceux qui, à l'aide de ces mêmes traitements, attachaient au chevet du lit de chaque cholérique auquel ils avaient porté leurs soins, cette epigraphe : *Finis coronat opus.*

Ceux qui étaient écrits ont été anéantis par le feu; mais il en est qui ont échappé à la main du bourreau ; ils suffisent pour faire l'effroi du mensonge et du charlatanisme.

Puis nous est venu ce funeste et désolant aveu : « L'étude la « plus exacte, les recherches les plus suivies n'ont pu jusqu'à ce « jour rien faire découvrir sur cette fatale maladie, dont la cause « et la nature sont restées inconnues ; toutes recherches, tous sys- « tèmes ont été successivement admis et rejetés, *l'art a avoué son* « *impuissance.* »

Cette déclaration, plus qu'indiscrète, eût-elle été fondée, on eût dû s'en abstenir, attendu que, dans un pareil moment, c'était le cas ou jamais de se rappeler que toute vérité n'est pas bonne à dire.

L'imagination du public se frappe, cette maladie a été si funeste que son seul souvenir l'épouvante et le prédispose à l'épidémie.

Par ces causes, on a planté le drapeau noir dans la capitale, les départements et les pays civilisés (1).

(1) Voir le journal mensuel de la Société de statistique universelle, tiré à 3,000 exemplaires, pour être ensuite répandu dans toutes les contrées de la France, et dans tous les pays civilisés.

Au moyen de tous ces faits, on a aggravé et multiplié le mal, paralysant les esprits, semant partout la peur et l'épouvante ; on voit partout le Choléra où il n'existe pas ; on meurt dans une foule de cas de la peur de mourir.

Un mauvais génie leur avait sans doute soufflé cette maxime de l'égoïste de tous les rangs :

Périsse tout ce qui m'est contraire plutôt qu'un principe !

Bienveillance pour les bons, indulgence pour les fautes.

Résolu, quoique non médecin, de remplir jusqu'à la fin la mission honorable que je me suis imposée, en 1832, de porter remède au mal, autant de fois qu'il sera en ma possibilité de le faire, dans le seul but de secourir mes semblables, je dois faire tous mes efforts pour les tranquilliser, dans l'avenir, sur les effets d'un mal dont le retour incertain, mais possible, est encore, jusqu'à ce jour, reconnu incurable.

J'atteste que si le *Choléra-morbus* survenait parmi nous, nous sommes en droit de le déclarer hautement en en *arrêtant de suite la marche.*

L'ANTI-CHOLÉRIQUE,

Prompt moyen de se guérir gratuitement du Choléra-Morbus.

S'ADRESSER A M. LOGET, RUE DU VERT-BOIS, 33, A PARIS,

Qui aidera de ses conseils les personnes qui le visiteront.

En juillet 1835, le *Choléra-morbus* dépeuplait non seulement la ville de *Toulon*, mais aussi celle de *Marseille* et autres cités du midi de la France (1).

Afin de réaliser la prophétie de mon docteur par de nouvelles cures, je me suis empressé de faire l'offre de mes intentions philanthropique à MM. les Préfets de la Seine, de la Police et à M. le Maire de Toulon ; puis, le 24 juillet, je me suis adressé à M. le Ministre de l'Intérieur ; je joins ici cette correspondance dans tous ses détails.

24 juillet 1835.

A M. LE MINISTRE DE L'INTÉRIEUR.

EXCELLENCE,

J'ai l'honneur de vous transmettre, avec l'avis ci-joint, que je

(1) Cet écrit avait pour principal but de rassurer la population de la capitale, encore toute effrayée des ravages de l'épidémie, contre de nouveaux dangers

reçois de M. le comte de Rambuteau, l'opuscule que fis paraître en 1833, dont le titre, l'*Anti-Cholériqua* (1), suffira, je crois, pour attirer vos regards sur ce qu'il contient, dans la funeste circonstance surtout où le *Choléra-morbus* dépeuple non seulement la ville de Toulon, mais aussi celle de Marseille et autres cités du midi de la France.

M. le docteur Larrey, dit-on, vient de recevoir l'ordre de se rendre sur les lieux infectés pour connaître de ce fléau, qui semble avoir échappé jusqu'à présent à toutes les investigations de la faculté de médecine, si l'on en juge d'après le rapport d'une commission *ad hoc*, prise dans son sein, et nommée par MM les Préfets de la Seine et de la Police, le 24 mai 1834, où l'on trouve, non sans étonnement, ce trop modeste et désolant aveu :

« L'étude la plus exacte, les recherches les plus suivies n'ont pu « jusqu'à ce jour rien faire découvrir sur cette fatale maladie dont « la cause ainsi que la nature sont restées inconnues; toutes les « conjectures, tous les systèmes ont été successivement admis et « rejetés; *l'art a avoué son impuissance.* »

Si cette décourageante déclaration, reproduite dans le Journal des travaux de la Société française de statistique universelle, était malheureusement connue des Toulonnais, la présence de M. *Larrey* ne les rassurerait guère contre les craintes d'un mal soi-disant incurable, et moi qui ne suis qu'un simple artisan, j'oserai démentir la Faculté, j'oserai lui disputer, sous les yeux d'un de ses membres les plus reconnus, la certitude d'un succès que j'ai obtenu cent et cent fois, et qu'elle ne veut pas reconnaître parce qu'elle n'a pas su profiter des leçons de mon docteur. Puissiez-vous, Monsieur le ministre, me mettre à même de mériter, par de nouvelles cures, l'application particulière à ce cas de l'épigraphe rapportée en tête de mon opuscule : *Finis coronat opus.*

Je supplie Votre Excellence de croire que si ma fortune m'eût permis de faire les frais du voyage de Toulon et de subvenir à mes besoins pendant le cours du traitement de l'épidémie régnante, je n'eusse pas balancé un seul instant pour porter les secours que l'humanité réclame de tout homme nécessaire, quel que soit d'ailleurs le titre qu'on lui donne.

auxquels elle devait craindre de ne pouvoir échapper dans le cas de la réapparition de ce fléau dévastateur.

(1) M. Duchâtel, ministre du commerce, demande un supplément de 5000 fr. pour aviser aux moyens de combattre le choléra dans le Midi.

Dans cette persuasion du bien que je puis faire, je me suis présenté devant MM. les Préfets de Paris, qui ont entendu avec quelque intérêt mes offres de service, mais qui n'ont pu répondre à ma demande de couvrir mes frais de voyage. J'ai été plus loin, en écrivant, le 16 de ce mois, mes intentions philanthropiques à M. le Maire de Toulon; sa réponse ne pourra me parvenir que le 26, si toutefois la persistance du mal et le non-succès des gens de l'*art* forcent l'autorité à m'accorder quelque confiance.

Mais il est des circonstances, comme celle-ci, où un jour, un moment de retard peut compromettre la vie de grand nombre de citoyens, et il appartient à Votre Excellence, me dit M. le comte de Rambuteau, de hâter l'instant de mon départ. Je m'attendais à ce conseil, et je l'aurais prévenu si je n'eusse craint d'éprouver une seconde fois ce qui m'était arrivé en 1832, c'est-à-dire que l'on me demandât dans vos bureaux la recette de mon procédé pour la soumettre à l'approbation de MM. de la Faculté, mes implacables et trop orgueilleux rivaux.

L'avis de M. le Préfet de la Seine qui probablement se sera assuré des faits mentionnés dans mon opuscule, m'enhardit à vous répéter la demande que je lui adressai le 15 courant, et par suite à M. le Préfet de la Police, de frayer à la dépense de mon voyage de Paris à Toulon et retour; de mon logement et de ma nourriture pendant mon séjour dans cette dernière ville ou autres lieux ou ma présence serait jugée nécessaire, sans y ajouter davantage que la plus légère gratification pour simple dédommagement des portes que me causerait l'absence momentanée de ma maison de commerce.

Dès demain, si vos ordres le prescrivent, je pars pour la destination qu'il vous plaira de fixer et par la voie que vous jugerez convenable.

J'ai l'honneur d'être, etc.

MAIRIE DE TOULON.

Département du VAR.

Toulon, le 6 août 1835.

MONSIEUR,

Par votre lettre du 16 Juillet dernier, vous avez eu la bonté de m'offrir vos services et le concours de vos talents et de vos lumières dans la triste situation où se trouvait alors la ville de Toulon. Je vous remercie de votre généreux dévouement; aujourd'hui l'état de salubrité de notre ville, étant sensiblement amélioré et tout faisant présumer la cessation prochaine de l'Épidémie, je suis heureux, Monsieur, de pouvoir vous éviter un déplacement qui vous aurait distrait de vos nombreuses occupations.

Agréez, Monsieur, l'assurance de ma considération distinguée,

LE MAIRE DE LA VILLE DE TOULON.

---

12 avril 1847.

MONSIEUR,

Il règne en ce moment dans la troupe faisant partie de la 1re division militaire, une espèce d'Épidémie qui, sans être précisément dangereuse, mérite cependant de prompts remèdes, ayant entendu souvent M. SÉGALAS parler de vous et faire l'éloge des soins que vous prodiguiez aux malheureux atteints du *Choléra-Morbus* avec autant d'humanité que de désintéressement; je vous prierai, Monsieur, de vouloir bien passer chez M. le Commandant de la 1re division militaire, afin d'ajouter vos connaissances si peu appréciées jusqu'à ce jour à celles de MM. les chirurgiens de l'armée.

Ce sera pour nous, Monsieur, l'occasion d'apprécier et de récompenser vos services que la jalousie voulait faire oublier, et pour vous l'orgueil de pouvoir joindre à la reconnaissance du pauvre qui vous doit déjà, celle de l'armée française.

Recevez, Monsieur, l'assurance de ma considération distinguée,

POUR LE LIEUTENANT GÉNÉRAL,
Commandant la 1re division militaire.

P. S. — De midi à 4 heures.

Le 24 Mars 1849, époque de la deuxième invasion du *Choléra-Morbus* dans la Capitale; je me rendis compte des mouvements des cholériques dans sept des plus grands hôpitaux de la Capitale (1). depuis le commencement de l'Épidémie. D'après le tableau comparatif des malades et des décès, je n'ai vu partout pour secourir

(1)			
Hopital Saint-Louis	20	10	10
Hôtel-Dieu	30	14	16
La Charité	26	13	13
La Pitié	26	13	13
La Salpêtrière	28	13	15
Beaujon	10	4	6
Les Enfants	2	»	2
	Malades 142	Sauvés 67	Morts 75

les cholériques, que des hommes qui ne savent rien prévoir et rien éviter.

La preuve a été justifiée par l'aveu de leur impuissance.

Le 15 avril 1849, je me suis adressé au médecin en chef d'un hospice militaire, je lui soumis mon traitement, lui proposant par ce moyen de traiter sous ses yeux tel ou tel cholérique, et qu'après le succès, il en disposerait comme il le jugerait convenable.

Voici sa réponse :

Tout en appréciant votre noble conduite, je ne peux, comme médecin militaire, mettre en pratique votre traitement sans une autorisation du Ministre, faites-en la demande, et l'ayant reçue, je m'empresserais de satisfaire à votre demande.

Je lui fis observer que je ne jugeais pas convenable de solliciter de nouveau ce qui m'avait été refusé en 1832 et 1835.

Sur mon observation, il ajouta : vous êtes dans le vrai ; attendu que le Conseil ne sera jamais en votre faveur (*).

Si j'étais dans le civil, je sais ce que j'aurais à vous répondre, faites en sorte d'en trouver un qui en ma place fasse ce que je serais disposé de faire pour vous.

Le 17 avril 1849.

MON CHER DOCTEUR,

Écoutez, je vous prie, le porteur du présent, c'est un ancien courrier du cabinet de l'Empereur :

Étant en Espagne, il fit la connaissance d'un médecin du Roi, dont il reçut une méthode de traiter le *Choléra*. Il a, en 1832, obtenu beaucoup de succès par cette même méthode. Ce que je puis vous dire, c'est que M. LOGET est un homme droit et probe.

Tout à vous,

Le Général DU BOURG,
Avenue d'Antin, 33.

AU DOCTEUR SÉDILLOT,
Aux Messageries nationales.

D'après l'avis du Docteur Sédillot, j'ai déposé le 21 Avril mon procédé en main propre du Sécretaire pour être remis au Ministre.

(1) *Fait militaire.* — Un médecin, en campagne. Une maladie portait ses ravages sur l'armée, faute de remède salutaire; un chef d'état-major tenait de quelqu'un un procédé contre ce mal, il sollicita ce médecin à en faire usage. Les résultats furent heureux, mais le conseil en fut informé et défense fut faite au médecin d'en continuer la pratique, attendu qu'il ne venait pas de l'Académie.

21 avril 1849.

Étant en Espagne 1807, attaché au cabinet particulier de l'Empereur; je fis la connaissance d'un médecin du Roi, il sut apprécier mon caractère et me jugea, d'après les fonctions que je remplissais à cette époque, assez répandu pour trouver plus d'une occasion de secourir mes semblables.

Il me remit, en lui faisant mes adieux, un mode de traitement contre les maladies épidémiques.

Les prévisions de ce docteur se sont réalisées à l'invasion du *Choléra* en 1832 par les nombreux succès que j'ai obtenus par son moyen curatif.

Veuillez, Monsieur le Ministre, obtenir de Messieurs les membres de la faculté de médecine, qu'une expertise fût faite en ma présense.

Je ne suis qu'un simple artisan, j'oserai lui disputer sous les yeux d'un de ses membres les plus reconnus, la certitude d'un succès que j'ai obtenu cent et cent fois, et qu'elle ne veut pas reconnaître, parce qu'elle n'a su profiter des leçons de mon Docteur, et de mon expérience.

Loget,
Rue du Vert-Bois, 3.

Dont j'ai reçu réception le 28 courant.

Le 18 avril, six heures du soir, je fus invité par madame Germon, chaussée Clignancourt, 41, à venir l'assister de mes conseils.

A mon arrivée, les deux enfants n'avaient plus de connaissance; à peine sentait-on une faible pulsation, le ventre était tendu, les évacuations étaient arrêtées.

Je ne lui promis rien, je réclamai sa confiance; l'ayant obtenue, je lui promis de ne la quitter que lorsque ses enfants seraient morts ou sauvés.

Je parvins à rappeler les évacuations en dix minutes, ils revinrent à la connaissance; à neuf heures ils étaient hors de danger, ils eurent quelques heures de repos dans la nuit, à leur réveil les forces étaient revenues, je les quittai le lendemain à neuf heures; pendant mon absence, les douleurs d'estomac et du ventre s'étaient renouvelées. Je revins à midi, je les remis en trois heures dans la position où je les avais quittés le matin. Dans la nuit les évacuations s'arrêtèrent d'elles-mêmes, et les forces se rétablirent.

Le **21**, je les remis au régime de convalescents.

Le **23**, au régime ordinaire, étant à l'état normal.

Le Docteur Guillemin, voyant de jour en jour revenir ses malades à la santé, dont il se croyait le régénérateur.

Jeudi, le **24** avril, à sa dernière visite, il embrasse le garçon de dix ans, lui demandant s'il connaissait le nom de la maladie dont il avait été attaqué, il lui fit réponse qu'il l'ignorait ; eh bien, mon ami, dit le médecin, cette maladie est tellement funeste que de tous les malades que j'ai traités jusqu'à ce jour, tu es le seul que j'aie sauvé.

L'Art a donc de rechef avoué son impuissance.

Le 27 Avril, dans la matinée, je rendis une visite d'amitié à madame Germon, elle me fit part qu'elle avait envoyé le procédé qui lui avait servi à sauver ses enfants, à la femme d'un maître tailleur, son voisin, qui avait été atteint dans la nuit du *Choléra* (*).

Elle m'engagea à aller à son aide ; cette femme à mon arrivée me demanda mon avis ; je lui fis observer que, si elle consentait à suivre le traitement qu'on lui avait remis, il n'y avait pas un instant à perdre ; elle le suivit ; sur les onze heures le malade reprit connaissance, les crampes étaient presque disparues, les forces lui étaient revenues, une évacuation du haut avait débarrassé l'estomac d'une quantité de flumes crasseuses, celles du bas restèrent sans succès.

En ce moment, le docteur Guillemin revint, il prescrivit d'arrêter les évacuations par la potion ; on lui observa que le malade venait d'en prendre, il répondit que cela n'était pas suffisant, il lui en donna une cuillerée, en se retirant il annonça qu'il ne reviendrait plus ; peu après, le malade ne rendit rien, il tomba en faiblesse, les extrémités se réfroidirent, il succomba à trois heures.

Le **28** avril, j'eus un entretien particulier avec le docteur Guillemin, après lui avoir soumis mon mode de traitement, nous entrâmes en discussion. Je commençai par ces questions :

D. Que pensez-vous sincèrement du mode de mon Docteur ?

R. Je n'y reconnais rien qui puisse sauver un cholérique.

D. Que pensez-vous du rapport de la Commission fait à Messieurs les préfets en **1835** sur le Choléra ?

R. Ils ont parlé avec franchise.

(1) Il est à observer qu'avant cette attaque, cet individu avait supporté pendant trois jours une diarrhée continuelle. Le docteur avait annoncé à deux individus présens dans la matinée que cet homme était perdu.

D. Mais comment définir que le traitement que vous reconnaissez incapable ait obtenu tant d'heureux succès, tandis que ceux de vos confrères aient amené d'aussi funestes résultats?

R. Si vous avez traité beaucoup de personnes et que vous les ayez remis en bonne santé, c'est qu'elles devaient guérir. Si les autres ont succombé, c'est qu'il n'y avait pas de remède.

Au résumé, pour mon compte, je reconnais ce traitement nuisible, attendu qu'il rappelle les évacuations, tandis que, de mon côté, je cherche au contraire à les arrêter ; mais je suis loin de vous blâmer dans la conduite que vous avez suivie, vous vous croyez dans le vrai, vous avez agi en honnête homme.

D'eussé-je rester dans le faux, d'après l'opinion du docteur Guillemin ou, en général, par celle de Messieurs les médecins occultes, et en tête un doyen des quatre facultés ; je n'en persisterai pas moins, jusqu'à ce que je sois désabusé, jusque-là je reste convaincu par l'expérience que d'un côté tout n'est encore qu'un système, et que de l'autre, au contraire, tout est positif; et ou y aura recours, je vous le prédis, Docteur.

Il serait même possible que vous missiez un jour le comble à la bonne fortune de mon docteur (*), en usant de son remède pour votre propre compte, et cela dans la crainte que le *Choléra* ne vous emporte; si vous aviez l'imprudence d'essayer sur vous l'effet de vos scabreuses et contradictoires ordonnances.

(1) Comme l'a fait en 1828, M. Lombard, médecin de Vendôme, après avoir avoué son impuissance, se rendit chez M. Devidize, le suppliant de faire l'emploi de son spécifique pour le propre compte de sa fille, qu'il allait perdre d'un cas désespéré. Sa sollicitation fut acceptée par celui pour qui la joie du cœur est de faire le bien, mais à trois conditions :

La 1re, qu'il lui amènerait sa fille,

La 2e, qu'il viendrait la reprendre après le succès obtenu,

Et la 3e, qu'il n'accepterait rien.

La guérison ayant couronné les efforts de M. Devidize, M. Lombard joignit alors ses éloges et ses remerciments à l'homme qu'il avait poursuivi trois mois auparavant.

En 1828, M. Devidize, riche propriétaire à Lagrapière, petit village situé à un demi-quart de lieue de Vendôme, employait son temps et sa fortune à soulager l'humanité souffrante, quand il était dans la possibilité de le faire, fut poursuivi par MM. les médecins Lombard, Dérosière, Gendron et Serbert, qui ont obtenu des autorités de Vendôme, contre lui, un jugement de condamnation pour avoir, par humanité seulement, enfreint les réglements de l'école.

COMPARUTION DEVANT M. LAFEUILLADE,

JUGE D'INSTRUCTION, LE 9 JUIN 1849.

D. Avez-vous une autorisation d'exercer la profession de médecin?

R. Non, Monsieur.

D. Reconnaissez-vous avoir fait imprimer et distribuer ce mode de traitement ayant pour titre : *Prompt moyen de se guérir gratuitement du Choléra?*

R. Oui, Monsieur.

D. Dans quel but l'avez-vous fait imprimer?

R. En le faisant, j'avais deux motifs;

Le premier était d'en envoyer une feuille à M. le ministre, afin d'obtenir par son entremise à ce que Messieurs les membres de la Faculté de médecine consentent à faire une expertise en ma présence.

Le deuxième était de le distribuer au seul titre de rendre service à mes semblables.

D. Vous attribuez-vous ce mode de traitement?

R. Nullement, attendu que j'ai toujours fait connaître qu'il me venait d'un docteur espagnol dont j'avais ponctuellement suivi la méthode lors de l'invasion du Choléra pendant l'année 1832, ce qui m'a valu un jugement pour avoir humainement enfreint les droits de l'Ecole, dont le résultat a amené une condamnation en échange des nombreuses cures que j'avais obtenues sans aucune rétribution.

D. Dans votre intérêt, vous devriez suspendre cette occupation pénible, qui finira par vous être préjudiciable.

R. Cet avis est au-dessus de mes forces; si vous saviez combien il m'en a coûté en renonçant de porter des secours aux personnes qui réclamaient mes soins, et dont j'aurais, dans la joie du cœur, supporté pour elles, sans me plaindre, toutes les conséquences qui en seraient résultées.

Qu'il vous suffise de savoir qu'à partir du 18 avril jusqu'à ce jour, j'ai pris la résolution de les aider de mes conseils.

Je vous réitère aujourd'hui que rien ne pourra arrêter ma résolution, attendu que je leur ai été d'un grand secours, puisque, jusqu'à ce jour, je n'ai pas encore à regretter un insuccès.

Si vous le désirez, vous pouvez vous en convaincre par une enquête; je me propose de vous donner les noms et adresses des personnes que j'ai assistées et remises à l'état normal.

J'ai l'honneur de vous observer que j'ai remis au ministre, le 21 avril, un de mes imprimés, et j'ai reçu sa réception le 28 courant.

« *M. Lafeuillade, après en avoir pris lecture, m'a invité à le lui laisser.* »

D. Fort bien, signez et allez-vous-en tranquillement.

R. Je vous demande si je serai ensuite renvoyé de la plainte portée contre moi?

D. Je vous ai dit que tout est terminé, et que vous pouviez vous retirer en toute assurance.

AU DOCTEUR CASTELLON.

L'Elève. — Mon cher docteur, vos vœux se sont réalisés, mais bien au-dessus de vos prévisions. Ayant ponctuellement suivi votre heureuse méthode, j'ai eu le bonheur de sauver la totalité des cholériques auxquels j'ai apporté mes soins, à l'exception de quatre individus qui s'écartèrent du régime qu'enjoint votre méthode. Qu'il me soit permis de m'en féliciter; j'en conserverai toujours l'heureux souvenir.

Vous étiez loin de prévoir, en me découvrant la fin de l'art de la médecine, comme l'a fait le docteur Sangrado, en faveur de son élève Gil-Blas (1), afin d'être à même de secourir mes semblables en paralysant le mal chaque fois qu'il se présenterait. J'y suis parvenu; mais, pour y atteindre, vous ne pouvez supposer les nombreuses tribulations qu'il m'a fallu supporter; c'est au point qu'à chaque fois où il m'arrivait, à titre seul d'humanité, de sauver la vie à l'un de mes concitoyens, il me fallait subir une nouvelle condamnation. Mais en compensation, j'ai reçu des médailles; elles me seront chères à plus d'un titre; elles me rappelleront sans cesse que tous mes instants doivent être consacrés à mes concitoyens, et, de plus, elles me sont sans cesse un sûr garant de leur sentiment d'estime et d'amitié.

(1) L'Élève. — Monsieur, j'atteste ici le ciel, que je suis exactement votre méthode; cependant, tous mes malades vont en l'autre monde, on dirait qu'ils prennent plaisir à mourir, pour discréditer notre médecine; j'en ai rencontré beaucoup aujourd'hui qu'on portait en terre.

L'une porte : « *Choléra de* 1832 *et de* 1849, *le* 6e *arrondissement au citoyen F.-J. Loget.* » Au revers : « *Témoignage de reconnaissance des soins portés gratuitement.* »

L'autre, sur le revers : « *Honneur à celui dont le zèle égale l'humanité* (8 *juillet* 1849). »

Hélas! le fin de l'art de guérir est perdu en France, faute de n'avoir pu résoudre ce point salutaire . *Qu'est-ce que le Choléra, d'où il dépend, quels sont les remèdes qui lui sont propres?* J'appelle remède, ceux qui expulsent le mal.

Ainsi, leurs études, leurs recherches, leurs conjectures et leurs nombreux systèmes ont été en pure perte, comme je leur avais prédit en votre nom; il sont tombés de chimère en chimère, au point que le 28 mai 1834, ils ont fait ce trop funeste et désolant aveu : *L'art avoue son impuissance.*

Agréez, Monsieur, l'assurance de ma considération distinguée,

L'ANTI-CHOLÉRIQUE,

P. S. Dont je vous envoie l'opuscule.

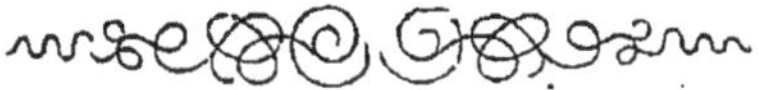

Imp. Bénard et Ce, 2, rue Damiette.

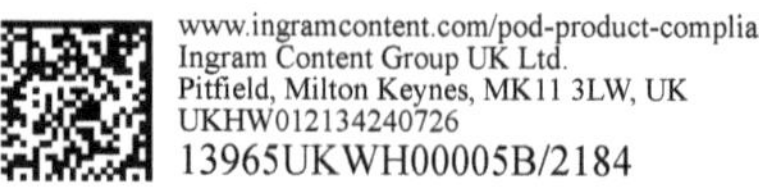
www.ingramcontent.com/pod-product-compliance
Ingram Content Group UK Ltd.
Pitfield, Milton Keynes, MK11 3LW, UK
UKHW012134240726
13965UKWH00005B/2184

9 782013 452953